COMMENT ON DÉFEND

SES DENTS

PAR LE

Dr Achille LOMBARD

PROFESSEUR A L'INSTITUT MÉDICAL
SECRÉTAIRE GÉNÉRAL DE L'EXPOSITION D'HYGIÈNE
CHEVALIER DE L'INSTRUCTION PUBLIQUE
OFFICIER D'ACADÉMIE

AVEC 5 FIGURES HORS TEXTE

Prix : 1 franc

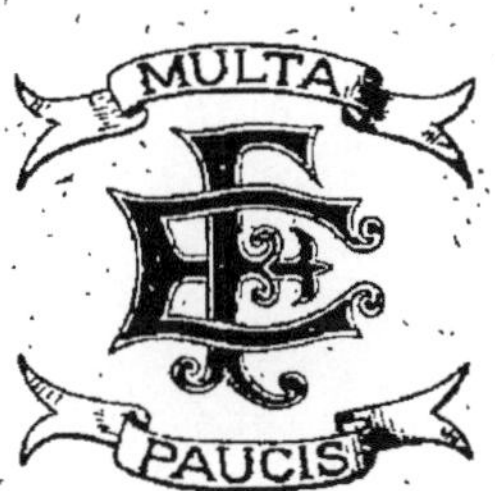

PARIS

...TION MÉDICALE FRANÇAISE

29, RUE DE SEINE, 29

COMMENT ON DÉFEND

SES DENTS

1

COMMENT ON DÉFEND
SES DENTS

PAR LE

Dr Achille LOMBARD

PROFESSEUR A L'INSTITUT MÉDICAL
SECRÉTAIRE GÉNÉRAL DE L'EXPOSITION D'HYGIÈNE
CHEVALIER DE L'INSTRUCTION PUBLIQUE
OFFICIER D'ACADÉMIE

AVEC 5 FIGURES HORS TEXTE

Prix : 1 franc

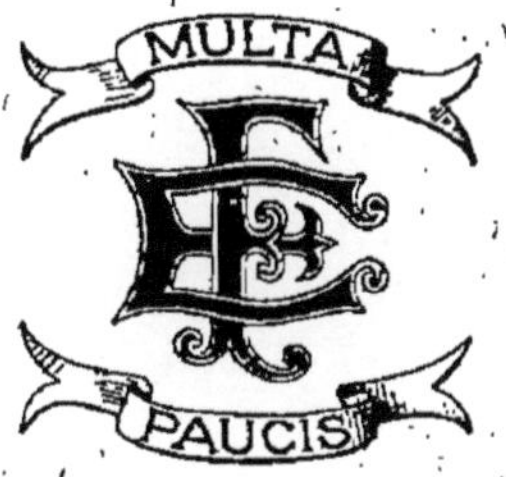

PARIS
L'ÉDITION MÉDICALE FRANÇAISE
29, RUE DE SEINE, 29

SES DENTS

AVANT-PROPOS

Hier encore, sans direction scientifique, sans contrôle, cantonné dans un étroit et souvent égoïste empirisme, l'art dentaire est arrivé insensiblement à prendre une place importante dans le cadre nosologique ; il a suivi, quoique lentement, l'évolution scientifique, qui est la caractéristique de notre époque.

Grâce aux travaux retentissants de l'Ecole Pasteurienne des faits jusqu'alors inconnus dans leur genèse, ont été clairement démontrés et interprétés, et la bactériologie, en ouvrant ces nouveaux horizons, a détruit du même coup, les hypothèses, les préjugés qui tenaient lieu de démonstrations positives.

L'hygiène buccale repose maintenant sur une base solide, la science, qui fait place à l'empirisme ; elle est inséparable de l'étude des infiniment petits qui nous donne la clé des désordres directs ou indirects que nous observons dans nos organes.

La bouche, nous le savons, est le réceptacle habituel d'un grand nombre de micro-organismes, dont beaucoup sont inoffensifs, je le veux bien, mais dont un grand nombre sont loin d'avoir cette bénignité plus apparente que réelle peut-être ?

Rappelons que c'est de 1881 que date cette révolution dans nos connaissances pathogéniques. Pasteur venait de découvrir dans la salive d'un enfant mort de la rage, un terrible microbe dont il fit part à l'Académie de médecine, c'était le pneumocoque dont on connaît maintenant la redoutable virulence.

Les méfaits de ces nouveaux colonisateurs étant connus, il importe d'entraver leurs menées ténébreuses et d'en préserver principalement les dents qui jouent dans notre existence, un rôle dont l'importance ne peut être niée par personne.

Afin de mettre le public à même de juger en connaissance de cause de l'opportunité des soins que réclame notre système dentaire, nous avons pensé que quelques notions sommaires d'anatomie dentaire et buccale ne lui seraient pas inutiles.

Notions Anatomiques

Le nerf dentaire vient du maxillaire supérieur.

La cavité buccale renferme : la mâchoire supérieure, où sont emplantées les dents supérieures : on remarque au-dessus de l'apophyse palatine, à la face interne de l'os, l'orifice du *sinus maxillaire* de forme pyramidale communiquant avec les *fosses-nasales*.

Le maxillaire inférieur, retenu par des muscles et des ligaments articulés avec le temporal ; il est parcouru par le *canal dentaire*. Dans toute l'étendue de ce canal, on trouve de petits trous qui le font communiquer avec les alvéoles.

On y trouve l'*artère dentaire* inférieure, et le nerf dentaire qui fournissent, dans leur trajet, des branches au niveau de chaque dent, et se divisent en avant, en artère et nerfs mentonniers, artère et nerfs incisifs qui parcourent les canaux du même nom.

Les nerfs viennent du maxillaire supérieur. Celui-ci part de ganglion de gassier, il traverse le trou grand rond, pénètre dans le canal sous-orbitaire avec l'artère du même nom, et se termine au trou sous-orbitaire en fournissant de nombreuses ramifications appelées *nerfs sous-orbitaires*.

Dans son trajet, il donne quatre branches collatérales :

1° Rameau orbitaire ; 2° racines sensitives du ganglion spheno-palatin ; 3° les nerfs dentaires postérieurs, se distribuant des molaires à l'os, au gencives, et à la muqueuse au sinus ; 4° le nerf dentaire inférieur, qui se dirige vers la canine et les incisives.

Les artères viennent de la carotide externe qui se termine par l'artère maxillaire interne, fournissant 15 branches, dont une terminale, la sphéno-palatine, et 14 collatérales, dont une, la dentaire inférieure, se porte dans le canal dentaire, fournit un rameau à chaque racine dentaire, au tissu osseux et au périoste et sort par le trou mentonnier et l'alvéolaire qui va des racines des molaires à la sous-orbitaire, pour se distribuer aux racines des incisives, à la canine et au canal nasal.

Les dents implantées dans les alvéoles des maxillaires supérieur et inférieur, doivent être considérées comme les os les plus durs de l'économie, mais ce privilège est loin de leur conférer l'immunité par rapport aux microbes et aux autres causes étiologiques qui les entourent; elles sont, au contraire, exposées, de par leur position, à beaucoup d'influences pathogéniques internes et externes.

On sait que les dents, au nombre de trente-deux chez l'adulte (fig. 1, 2, 3), seize à chaque mâchoire, se trouvent divisées en procédant d'avant en arrière, de quatre incisives, deux à droite, deux à gauche ; deux canines, l'une à droite, l'une à gauche et de dix molaires, dont cinq sont situées à droite et cinq à gauche.

Parmi ces cinq molaires, les deux antérieures de chaque côté, son appelées petites molaires et les trois postérieures grosses molaires. On appelle dents de sagesse, dents qui, entre parenthèse, deviennent de plus en plus inutiles, à mesure que nous avançons en civilisation, les dernières grosses molaires de chaque mâchoire, il y en a quatre; on est souvent obligé de les extraire, car elles se carient assez vite, et leur extraction n'est pas toujours exempte de difficultés.

Les dents sont formées d'une partie libre, dans la cavité buccale, la couronne; d'une partie enfoncée dans les alvéoles, la racine. Le collet est une portion rétrécie de la dent qui sépare la couronne de la racine; celle-ci est différente selon les espèces de dents; étroite dans les incisives, elle est conique dans les canines et elle se trouve surmontée de plusieurs tubercules dans les molaires. La racine de ces dents est également différente; tandis qu'elle est unique, conique et aplatie transversalement dans les incisives, elle est plus longue dans les canines et détermine une saillie assez prononcée sur le maxillaire, comme il est si facile de s'en convaincre. Il y a ordinairement plusieurs racines aux molaires.

Structure

Les dents sont formées d'une partie dure et d'une partie molle; la première, la seule que l'on retrouve sur les dents desséchées, est constituée par la réunion de l'*ivoire*, de l'*émail* et du *cément*. La partie molle qui se trouve renfermée dans la chambre pulpaire et les canaux radiculaires s'appelle *pulpe*, elle donne lieu à de très vives souffrances lorsqu'elle est à nu ; on a recours souvent à un moyen radical, c'est d'extirper cette pulpe qui va s'enflammer et donner lieu au désordre que nous signalons plus bas. Eh bien, il y a encore beaucoup de personnes qui redoutent de subir cette petite opération qui est, en somme, moins douloureuse que les atroces douleurs de la carie. Du reste, avec un peu de cocaïne et un traitement préalable approprié, on parvient aisément à rendre très supportable cette petite opération.

Histologie

Nous avons donc à considérer là deux sortes de tissus : les tissus durs et les tissus mous.

Les tissus durs sont constitués par l'émail, l'ivoire et le cément.

Les tissus mous par la pulpe dentaire et le périoste alvéolo-dentaire.

Émail. — L'émail sert à recouvrir la couronne et acquiert une certaine épaisseur au niveau des tubercules pour s'amincir d'une manière sensible au niveau du collet ; il possède une dureté considérable, et cependant les acides, même faibles, l'attaquent relativement assez facilement, et c'est ainsi, nous le disons de suite, que se trouve ouverte la porte par où s'introduiront les microbes qui iront poursuivant leurs ravages sur les dents, dont ils accéléreront la désorganisation et la mortification ultérieure consécutives à la carie.

La composition chimique de l'émail est principalement produite par des matières inorganiques en proportion assez grande, tandis que les matières organiques, par contre, n'y figurent que pour une moindre quantité; il est formé de fibres ou prismes de l'émail,

Ivoire. — On l'appelle encore *dentine*; elle forme la plus grande partie de la dent et se trouve en rapport, par sa face interne, avec la pulpe de la dent et, par sa face externe, avec l'émail au niveau de la couronne, et avec le cément au niveau de la racine; la denture est composée chimiquement par des substances organiques et des substances inorganiques. On trouve dans son épaisseur, des zônes composées de globules de dentine et des canalicules qui partent de la cavité dentaire par un orifice spécial, pour s'irradier du centre à la périphérie jusqu'aux régions externes de la dentine, où ils se terminent dans une série de lacunes appelées rameaux *anastomotiques* des canalicules dentaires, qu'il ne faut pas confondre avec les espaces interglobulaires de Czermak. Il faut aussi noter que ces canalicules décrivent des ondulations et de nombreuses ramifications et anastomoses.

Ces canalicules présentent encore à étudier une paroi propre et un contenu : les fibres de la dentine sur lesquels je n'ai pas à m'étendre dans ce petit opuscule, qui est plutôt destiné à la vulgarisation populaire.

Le cément. — Il est constitué par une couche de tissu osseux qui part du collet pour se continuer jusqu'aux extrémités des racines, où il acquiert une épaisseur plus grande ; il présente surtout à étudier : une substance fondamentale et des ostéoplastes pourvus d'un grand nombre de canalicules.

Pulpe dentaire. — C'est un tissu mou, rougeâtre, remplissant entièrement la cavité dentaire ; elle renferme des nerfs et des vaisseaux sanguins et présente à sa surface des cellules constantes appelées cellules de la *dentine*, envoyant des prolongements du côté de l'ivoire et de la pulpe ; d'autres prolongements vont se perdre dans d'autres cellules auxquelles on a donné le nom de *substratum* des cellules de la dentine.

Périoste alvéolo-dentaire

Le périoste est une dépendance du tissu conjonctif et vasculaire qui sert à recouvrir les os et à leur fournir les principes nutritifs dont ils ont besoin.

Il contient également des nerfs ; il est très adhérent au cément et il n'est pas rare qu'à la suite de l'avulsion d'une dent, il en reste un lambeau assez important sur la racine de la dent extraite.

Le périoste commence au niveau du collet de la dent où il se confond avec la gencive, tapisse l'alvéole, au sommet de laquelle il se termine par une gaîne fibreuse qui accompagne les vaisseaux jusque dans le canal dentaire.

Le mode d'insertion du tissu périostal sur une grande étendue des surfaces, explique aisément la formation des kystes que l'on rencontre souvent au sommet de la racine ; ces adhérences sont tellement intimes, que ces productions kystiques usent profondément le tissu osseux du fond de l'alvéole et ne fusent pas le long de la racine ; il en est ainsi pour les autres collections purulentes qui sont impuissantes à entamer les insertions ligamenteuses du périoste ; le pus tend alors à se frayer une issue autre part, et c'est ainsi que nous le voyons traverser l'alvéole, le tissu osseux, la gencive et la peau, fuser le long de la racine jusqu'au collet et produire enfin des désordres multiples, ces cicatrices disgracieuses que l'on rencontre chez tant de personnes.

Nous ajouterons que le périoste est amplement pourvu de vaisseaux qui viennent de la gencive, de l'artère pulpaire ; les nerfs sont également très nombreux, ceci explique très bien pourquoi

cette membrane est si souvent sujette aux in-
flammations et pourquoi elles sont si doulou-
reuses.

Quant aux autres détails, à savoir notamment si
le périoste est une membrane unique ou si elle
est composée de deux feuillets, je renvoie aux
traités spéciaux où les avis sont assez partagés.

Gencives. — On appelle gencive la muqueuse
buccale qui recouvre le bord alvéolaire des mâ-
choires et dont la forme se trouve modifiée et par
l'éruption des dents et par leur chute; c'est un
prolongement de la muqueuse dont elle a, en
somme, la même composition; elle est recouverte
d'une couche très épaisse d'épithélium pavimen-
teux. Elle est souvent le siège de différentes maladies sur lesquelles j'attire plus particulièrement
l'attention.

L'accumulation de tartre, la carie, certaines
maladies générales comme le scorbut, le rhuma-
tisme, la goutte réagissent toujours de ce côté.
Les ouvriers qui travaillent le mercure, le plomb,
l'arsenic, le phosphore sont fréquemment atteints
de gengivites. Elle peut être épidémique et con-
tagieuse comme dans la stomatite ulcéreuse des
soldats. On y rencontre encore l'hypertrophie,
qui se présente sous différentes formes, soit en
nappe, soit locale, tantôt dure et fibreuse, tantôt
molle et ulcérée. Quant aux épulis, ils ont pour
point de départ et constamment le périoste et le

plus souvent, le tissu osseux lui-même. Disons en terminant que, dans l'anémie et le choléra, les gencives sont plus ou moins décolorées.

Les différents appareils de notre économie sont proportionnés à l'importance des fonctions dont ils sont chargés; or, il en est peu sous ce rapport qui doivent plus éveiller notre attention que la cavité buccale. Siège du goût, c'est par elle que nous pouvons percevoir la saveur et les autres qualités des substances alimentaires, et, comme chacun le sait, c'est principalement la langue qui est l'organe spécial du goût et c'est par sa pointe, par ses bords et par sa base que cet organe perçoit les qualités sapides des corps. Des trois nerfs qui entrent dans la langue, savoir : le rameau lingual de la troisième branche du trijumeau, l'hypoglosse et le glosso-pharyngien, celui-ci seul préside au goût à la base de la langue.

Le premier sert à la gustation vers la pointe et préside aux sensations tactiles de l'organe; le second à son mouvement. On admet encore, après Claude Bernard et Lanona que la *corde du tympan* a une certaine influence sur la sensibilité gustative de la partie antéro-latérale de la langue.

Au point de vue de la propreté la plus élémentaire même, la bouche peut-elle rester exempte de l'application de principes hygiéniques dont bénéficient d'autres organes moins importants? Auxiliaire indispensable des fonctions stomacales, la bouche joue un rôle considérable au point de vue esthétique, sans que j'aie besoin d'insister plus longuement.

Aux avantages que nous retirons dans nos rapports sociaux de l'*intégrité* de la bouche, au point de vue seulement de la physionomie, viennent s'ajouter ceux qu'elle nous procure comme organe de l'articulation des sons, comme instrument de la parole et du chant. Cependant, malgré l'importance de la pathologie buccale, cette étude, poussée assez loin par quelques-uns de nos devanciers et par les anciens, fut très négligée pendant plusieurs siècles. L'art dentaire ne sortit de l'oubli que pour tomber dans les mains des charlatans avides qui ont su l'exploiter, avec des succès divers, jusqu'à nos jours.

Cependant, il faut le dire, dès la fin du siècle dernier, des hommes consciencieux et instruits, comme Fauchard, Bunon, Bourdet, Jourdain et quelques autres, ont tenté de réagir contre cet état de choses et ont su donner à l'étude des affections buccales, une inpulsion qui ne s'est pas démentie. Pourtant, pendant longtemps, l'art dentaire était, pour la plupart, une œuvre essentiellement mécanique ; c'est ainsi que l'usage des dents artificielles était déjà fort en usage du temps des Romains, comme nous l'apprend Martial et d'autres écrivains. Lydie ne rougit pas d'acheter des *dents* et des cheveux, mais elle ne peut pas remplacer l'œil absent, Martial lib. XI, n° 253.

Nec dentes aliter, quam serica nocte, reponas
Et lateas Centum condita pyxidibus
Nec técum facies, tuà dormiat, innuis illo,
Quod tibi protatum est mane supercilio.

Martial, livre XI, n° 38.

Quant à l'hygiène, elle était reléguée au dernier plan ; c'est ainsi que Maury, dans son traité complet de l'art du dentiste, ne consacre que quelques lignes, à l'hygiène de la bouche ; que M. Lefoulon, en 1841, ne nous présente, en fait d'hygiène, que quelques préceptes insignifiants.

L'hygiène buccale a maintenant une base positive ; la microbiologie qui lui a donné l'explication de certains phénomènes pathologiques qui avaient été jusqu'alors constatés empiriquement.

La bouche est le réceptacle habituel d'un grand nombre de micro-organismes, dont quelques-uns ont un pouvoir virulent considérable. Cependant, ils n'ont pas tous cette propriété redoutable.

Il en est qui sont inoffensifs et plusieurs utiles. Le bacillus subtilis, le bactérium termo, par exemple, semblent être dénués de toute action malfaisante.

Si quelques-uns jouent un rôle nécessaire, utile au point de vue de la digestion, en aidant la salive à dissoudre l'albumine et la fibrine, en transformant la lactose en acide lactique, les autres, par contre, déterminent des désordres locaux ou bien pénètrent dans la circulation et devien-

2

nent les agents actifs des affections graves, parfois mortelles.

Ces microbes, dits pathogènes, résident dans la cavité buccale à l'état latent, jusqu'au jour où pour une raison ou pour une autre, fatigue, surmenage, refroidissement, l'économie étant mise en état d'infériorité, ils acquièrent une virulence contre laquelle doit agir toute la réaction vitale pour triompher du mal.

C'est en 1881, que la connaissance de ces faits nous fut révélée ; c'est à cette époque que Pasteur fit une communication d'une haute importance, relativement à un microbe qu'il avait découvert dans la salive d'un enfant mort de la rage.

Cet infiniment petit appelé pneumocoque, marche en tête de la série de ces hôtes meurtriers, dont les principaux sont, après lui : le streptocoque pyogène, le staphylocoque (Aureus et Albus), le bacille encapsulé de Friendlander ; le bacille diphtérique, le bactérium coli, le bacille de la tuberculose.

Le Bacille de Lœffler peut persister pendant un certain temps dans la cavité buccale, après une attaque de diphtérie ; on l'a retrouvé avec toute sa virulence chez les convalescents d'angine couenneuse, quatorze jours après la guérison.

Nous aurions encore à citer d'autres microbes dont les effets sont beaucoup moins sérieux, comme le leptothrix buccalis qui est le plus fréquent des micro organismes de la bouche ; le baccillus amylobactèr qui est l'agent de la fermentation butyrique, cause première de la carie.

Le vibrio-regula qui est le microbe du tartre, ces affreux dépôts qui souillent tant de dents et qui deviennent une cause prochaine de lésions dentaires et gingivales. Le spirillum buccale que l'on trouve très fréquemment dans la salive et aussi dans le tartre.

Il ne m'est pas possible, en parlant d'hygiène buccale, de ne point entrer dans quelques détails concernant la carie qui est, selon l'expression de M. Viau « l'affection qui présente le plus d'importance pour le dentiste, et qui constitue la principale et presque la seule raison d'être de l'art dentaire ». C'est, en tout cas, la conséquence d'un ensemble de processus où les agents chimiques et microbiens jouent un rôle capital.

Il est certain, je le crois du moins, qu'un micro-organisme quelconque n'a pas, par lui-même, la puissance de déterminer la carie, d'entamer un tissu aussi dur que l'émail, mais il concourt, cela est certain, avec quelques autres, à désorganiser les tissus dentaires, lorsque la porte lui a été ouverte.

Voici ce que dit Bouchard à ce sujet :

« La carie dentaire ne reconnaît pas pour cause, un microbe unique, elle est le résultat d'agents infectieux multiples. Les fermentations incessantes qui s'opèrent dans la bouche, aux dépens des produits alimentaires, donnent naissance à des acides, tels que l'acide acétique, l'acide butyrique qui décalcifient les couches superficielles de la dent et mettent à nu la dentine.

Les canalicules de la dentine se trouvent alors ouverts à des agents microbiens spéciaux qui s'y insinuent et achèvent la dislocation de la gangue calcaire, le squelette organique de la dent reste seul, la partie minérale ayant été soustraite par la carie chimique. » (Bouchard, *Thérapeutique des maladies infectieuses.*)

On a aussi invoqué les variations brusques de la température comme une cause active de l'altération de l'émail, ce qui explique, disons-le en passant, la grande fréquence de cette lésion dans le Cantal, où les habitants ont l'habitude de manger des pommes de terre très chaudes et de boire ensuite de l'eau très froide.

Il y a aussi un état particulier des fibres de l'émail que Tomes a dénommé « fibres en tourbillon », qui paraît aussi favoriser le développement de la carie.

Et enfin, comme le dit M. Viau, il existe une prédisposition organique indéniable tenant au degré de vulnérabilité individuelle des éléments constitutifs de la dent. C'est ici que doit intervenir cette hygiène préventive si efficace lorsqu'on sait l'appliquer de bonne heure. C'est à la première dentition qu'il faut remonter et agir en conséquence, dès que l'on soupçonne quelque tare héréditaire, dont la fréquence est depuis longtemps démontrée. Or, nous savons, qu'en l'espèce, l'hérédité joue un rôle considérable dans la production de ces lésions dentaires, c'est l'hérédité de la race qu'il faut invoquer, ce qui nous conduit à admettre que la population de la France, au point de vue de la carie, doit être répartie en deux grandes familles : la famille celtique, à dents robustes ; la famille kimrique, à individus plutôt grands et à dents défectueuses.

Microbes de la Carie

Le Dr Miller, de Berlin, a décrit cinq espèces de bactéries dans les dents cariées qu'il a désignées par les lettres grecques α, β, γ, δ, ε, correspondant, si on aime mieux, aux cinq lettres suivantes de notre alphabet : *a*, *b*, *g*, *d*, *e*.

Le microbe *a*, qui se présente souvent sous forme de chaînettes, ou quelquefois sous forme de diplocoque, formerait de l'acide lactique aux dépens du sucre et déterminerait l'acidité de la bouche.

Le microbe *b* est polymorphe ; il affecte la forme de filaments, de bâtonnets et même de cocci. Pour Miller, c'est le véritable agent pathogène de la carie dentaire.

Les microbes *g* et *d* sont des coccus, le genre *e* serait recourbé en virgule.

Il a décrit aussi le *bacillus dentalis viredens*, que

l'on trouve dans les couches superficielles de la dentine, et le *bacillus pulpæ pyogenes*, qui se trouve dans la pulpe gangrenée.

En somme, dit le Dʳ David, parmi tous ces organismes, les uns formeraient de l'acide lactique, les autres détruiraient la matière protéique. Les premiers dissolvent la matière minérale de la dent, les seconds font disparaître la matière organique, et cette œuvre de destruction est aidée par l'action des microbes saprogènes qui pullulent dans la bouche. Ces recherches confirment le fait mis en lumière par Galippe,. que les dents résistaient d'autant mieux à l'action des micro-organismes développant la carie, qu'elles étaient plus riches en matières minérales. (*Pathologie des dents*, Dʳ Léon Frey, 1896.)

Par quel processus ces infiniment petits parviennent-ils à déterminer la carie?

Pour Miller, il faut d'abord une porte d'entrée :

Premier stade. — Décalcification de la dent par les fermentations et les acides.

Deuxième stade. — Les bactéries envahissent les parties décalcifiées, pénètrent dans les canalicules et les détruisent.

Troisième stade. — Une quantité considérable des organismes de la putréfaction pénètrent la dent cariée, décomposent la pulpe dentaire et en font un liquide ichoreux répandant une odeur putride. Les lignes ci-dessus ont été empruntées à l'excellent *Manuel pratique de dentisterie opératoire*, de M. le Dr Nux, de Toulouse.

D'autres causes interviennent encore dans la production de la carie, dont la plus importante, d'après Broca et Magitot, est l'hérédité ethnique, comme je l'ai dit.

Certaines régions de la France sont principalement frappées.

D'une statistique très intéressante, faite en 1867, par le Dr Magitot, il ressort que, en France, la plus grande fréquence de la carie s'observe dans les départements riches en chaux, et *vice versa*; voilà donc établi sur des données positives, le rôle joué par la constitution géologique du sol relativement à la production de la carie.

Mais l'alimention est une autre cause bien connue sur laquelle il importe cependant que nous insistions, afin de bien convaincre nos lecteurs de l'importance du régime à ce sujet.

L'alimentation animale, d'après quelques-uns, aurait une influence manifeste sur la production de la carie; d'autres, par contre, infirment cette manière de voir, en faisant remarquer que les animaux carnivores ont le plus souvent les dents exemptes de carie.

D'après Mummery, les Gauchos des pampas de l'Amérique du Sud, qui se nourrissent presque exclusivement de la viande desséchée de leurs bœufs, sont à peu près indemnes de caries dentaires, tandis que les tribus voisines des Indiens du Chili, qui vivent de végétaux, sont atteintes dans la proportion de 20 0/0.

D'après les recherches du Dr Andrieu, les Parisiens aisés qui suivent plutôt un régime carnivore, et les plus pauvres dont la nourriture est principalement composée de végétaux, de pommes de terre et de pain, sont classés au même niveau quant à la production de la carie.

On a aussi incriminé le cidre et d'autres boissons ; nous dirons que les dents sont bonnes en Bretagne et qu'elles sont au contraire atteintes de carie en Normandie. Il est probable que la qualité de la boisson fermentée a aussi quelque influence. Aux Etats-Unis comme à Naples, une des causes de la carie serait l'abus des citronnades.

On a aussi observé que les populations sauvages ont conservé leurs dents en bon état jusqu'au jour où les Européens, en leur apportant les bienfaits de la civilisation et d'autres faveurs non moins appréciables, leur ont fait en même temps cadeau d'habitudes qui ont complètement changé leur manière de vivre.

La viande cuite et assaisonnée, le pain, les fruits acides et sucrés, les boissons fermentées ont remplacé peu à peu le poisson cru, l'eau, qui étaient leurs aliments primitifs, et c'est ainsi que la carie s'est installée chez eux, dit le Dr Amoëdo, à qui nous avons emprunté les détails qui suivent.

Lui-même, à Cuba, lors de l'esclavage des nègres africains, a pu observer que ces hommes avaient de très bonnes dents, mais que leurs descendants sont loin de jouir de la même faveur.

Mais la prédisposition organique n'est point niable, et ne perdons pas de vue que la carie dentaire résulte d'une structure défectueuse et de conditions pathologiques, aussi bien que d'attaques de l'extérieur.

Il est superflu d'insister, je pense, sur le rôle que jouent les matières sucrées sur la production de la carie, bien que certaines personnes manifestent encore quelque doute à ce sujet ; or, si la plupart de nos aliments peuvent produire des acides dans la bouche, il est une substance qui les produit plus facilement que toute autre, c'est le sucre sous toutes ses formes. Il faudra donc éviter cette substance, chose qui n'est pas facile, j'en conviens, mais alors on aura la ressource de se rincer la bouche aussitôt qu'on en aura consommé, et de ne laisser aucun débris alimentaire dans la cavité buccale. On aura recours aux lavages antiseptiques faits après les deux principaux repas avec 25 centigrammes de thymol ou de menthol dissous dans 1/4 de litre d'eau. L'acide phénique agit également bien dans ce cas.

Cette manière de faire produit d'heureux résultats. Si les Soudanais ont de belles dents, c'est parce qu'ils en prennent soin et qu'ils empêchent des débris alimentaires de produire des acides dans la bouche. Les Hindous emploient le bétel qui contient de la chaux. Les Sibériens ont généralement de très belles dents, ce qui est dû à la consommation d'un pain noir excellent pour les dents. Puis, après chaque repas, ils mâchent une résine de sapin qui débarrasse les dents des débris qui peuvent y séjourner.

Il faut bien recommander aux parents d'empêcher leurs enfants de casser des corps durs avec leurs dents ; cette mauvaise habitude suffit pour produire des félures de l'émail par où les microbes entrent dans la place pour le désorganiser. Il en est de même pour certaines personnes qui cassent le fil avec leurs dents.

Quant aux moyens généraux, ils consistent à développer les maxillaires et surtout à fortifier dès l'enfance le tissu même de la dent, afin qu'elle puisse résister, devenir même réfractaire aux diverses causes de carie.

Ce chapitre est très important, et si nous nous conformions aux prescriptions qu'il contient, il est à présumer que la carie deviendrait beaucoup plus rare dans notre pays et dans la plupart des contrées de l'Europe.

Au point de vue physiologique, les dents présentent des différences très grandes quant à leur homogénéité. Si vous sciez une dent par le milieu et que vous l'examiniez au microscope, vous voyez un tissu très serré dans les dents bien constituées, tandis que dans celles qui sont entachées d'une faiblesse congénitale ou acquise, vous apercevrez des vides nombreux et une grande laxité, dans le tissu. On comprendra facilement que les microbes évolueront plus facilement dans ces dernières et qu'ils auront beaucoup plus de résistance à vaincre dans les premières.

Par une alimentation judicieuse et une médication appropriées, il est possible de corriger cet état d'infériorité constitutionnel qui existe chez un très grand nombre d'habitants de l'Europe centrale.

Or, on sait que les dents sont composées en grande partie de phosphate de chaux avec un peu de carbonate de chaux et de magnésie, etc. Il est facile de se convaincre que les bonnes dents, celles qui sont homogènes, en contiennent beaucoup plus que les dents faibles. Les aliments phosphatés sont donc tout indiqués et pendant la gestation et après la naissance de l'enfant. La femme qui va être mère doit réparer les pertes de matières phosphatées que fait son organisme pour former le système osseux de son enfant. Celui-ci, d'autre part, emploie une notable quantité de phosphate qui concourt à l'ossification des dents ; cette ossification a lieu pendant la grossesse pour les dents de lait, et de la naissance jusqu'à l'âge de 2 ou 3 ans pour les dents permanentes. C'est donc à ce moment que le régime phosphaté ne doit pas être négligé.

La Carie dans les Écoles

La carie est très répandue chez les enfants et on verra, par la suite, qu'il est urgent d'insister auprès des pouvoirs publics pour les inviter à intervenir sérieusement dans le but d'arrêter, chez les enfants, la propagation toujours croissante de cette lésion.

- Nombre de statistiques ont été publiées sur ce sujet ; elles s'accordent toutes. à établir la fréquence de la carie chez les enfants dans les différents pays.

En Angleterre, on en trouve près de 23 p. 100 de gâtées — à Hambourg, Fenchel trouve une moyenne de 97 1/2 de bouches avec dents cariées, Hoppe, à Leipzig, 1892, a trouvé 1000 dents cariées sur 3000 dents examinées ; ces mêmes enfants présentaient des engorgements ganglionnaires d'origine dentaire dans 55 p. 100 des cas.

En Allemagne, sur 10.000 enfants examinés au point de vue dentaire, on a trouvé une moyenne de 90 p. 100 de dents malades dans les localités les plus favorisées ; sur 7.764 élèves des écoles de Fribourg, 99 p. 100 avaient des dents cariées. A Milan, sur 12.018 enfants, il y a 92 p. 100 de bouches avec caries dentaires.

En France, trois régions sont surtout tributaires de la carie, d'après Magitot. L'une au nord-ouest comprend la Flandre française, la Picardie, la Champagne. La seconde à l'ouest comprend l'Anjou, le Poitou, la Vendée. Enfin la troisième renferme la Guyenne, la Gascogne et le Béarn.

Ce sont les complications de la carie qui méritent surtout d'attirer notre attention.

La carie abandonnée à elle-même, ne s'arrête pas et, si parfois elle reste stationnaire, elle poursuit tôt ou tard ses ravages, détermine une inflammation de la pulpe qui ne tarde pas à gagner le périoste. On décrit ordinairement 4 degrés dans la carie dentaire.

Le premier consiste dans l'altération et la décalcification de l'émail.

Le second est caractérisé par la destruction de l'ivoire, sans qu'il y ait dénudation de la pulpe.

Dans le troisième degré, la destruction de l'ivoire et la dénudation de la pulpe infectée.

Le quatrième degré est caractérisé par la mortification et putréfaction de la pulpe.

Nous ne parlons pas des douleurs aiguës, atroces parfois, provoquées par la dénudation pulpaire — et la pulpite aiguë qui est, dans certains cas, le siège de douleurs lancinantes, telles que le patient même le moins douillet, ne cesse de se plaindre — mais cette inflammation ne se borne pas au nerf, elle ne tarde pas à gagner les tissus voisins.

La carie du quatrième degré est constituée ; la pulpe s'est réduite en putrilages et la dent peut disparaître peu à peu par fragments. Mais il faut compter avec les complications qu'elle entraîne, surtout la périostite qui peut être aiguë, phlegmoneuse et chronique, et les autres lésions de voisinage qui ne laissent pas d'avoir un retentissement fâcheux sur le reste de l'économie. Tout le monde a entendu parler tout au moins de la fluxion, de l'abcès, des fistules, des nécroses, des exostoses, des adénites et de contractures dont peuvent être victimes ceux qui ont mal aux dents ; s'ils connaissaient bien la gravité que peuvent revêtir, dans certains cas ces complications, ils mettraient tout en œuvre pour s'en préserver car le meilleur moyen, comme le plus efficace, est de procéder chaque jour à une toilette minutieuse de la bouche, d'emperler ses dents et d'aller chez le dentiste dès qu'il y aura le moindre soupçon d'une lésion quelconque de l'appareil dentaire.

Nous avons démontré dans les lignes précédentes, la valeur de l'hygiène et de l'antiseptie buccales eu égard au nombre relativement considérable des micro-organismes qui y séjournent habituellement et dont quelques-uns sont doués d'un pouvoir pathogène extraordinaire, tel le pneumocoque qui peut donner lieu à des accidents très graves du côté de l'appareil respiratoire ainsi que le bacille de Lœffler, agent redoutable de l'angine diphtérique.

Il importe maintenant que nous disions en quelques mots en quoi consistent les moyens à employer pour arriver à neutraliser ces influences nocives.

Soins de la bouche

Les soins de la bouche chez les sujets sains comprennent l'emploi des moyens mécaniques (brosses) qui empêchent le séjour des particules alimentaires dans les interstices des dents, milieu de culture on ne peut plus favorable pour les micro-organismes ; l'usage des instruments que les dentistes utilisent pour enlever le tartre et enfin l'emploi des dentifrices dont le nombre est incalculable.

La brosse doit être employée, même chez les enfants très jeunes, afin de prévenir la carie des dents de lait ; car se nettoyer la bouche après le repas, c'est empêcher les résidus alimentaires et surtout les parcelles de matières sucrées de fermenter et de produire à la suite des acides qui ont pour effet de détruire la cuticule de l'émail, laissant ainsi une porte toute grande ouverte aux agents de la carie dentaire que nous connaissons.

A la brosse, on joindra, avec avantage, l'usage du savon qui sert à dissoudre le muccus buccal et qui l'entraîne avec les particules alimentaires qui s'y trouvent renfermées. Comme le savon a une saveur rien moins qu'agréable, il suffit pour la modifier, de verser dans l'eau dont on se sert pour humecter la brosse, quelques gouttes de teinture de *Quillaya de Saponaria* (1).

Après le brossage, on fera usage d'une solution antiseptique avec laquelle on devra se rincer soigneusement la bouche. Les solutions sont préférables aux poudres, parce que celles-ci laissent entre les interstices dentaires et à la sertissure des dents, des poussières nuisibles; comme le charbon, par exemple, qui donne un liséré noirâtre le plus souvent indélébile. Les antiseptiques dont on se sert habituellement sont à base d'acide borique, thymique, salicylique, de permanganate de potasse, d'acide phénique, de phéno-salyl.

Les pâtes et les opiats doivent être proscrits à cause des natures sucrées dont ils sont en grande partie composés (2).

Voici à titre de renseignements quelques bonnes formules :

Acide thymique............	25 centigr.
— benzoïque............	3 gram.
Teinture d'Eucalyptus....	100
Essence de menthe poivr.	75 centigr.

---

(1) Le **Savon dentifrice André** *à l'acide thymique* rendra les plus grands services pour l'aseptie buccale, parce que le Savon pénètre bien partout et est déjà par lui-même un excellent *bactéricide*.

(2) La **pâte dentifrice hygiénique Carméine** est fort bien préparée, son action nocive sur les dents ou les gencives est de plus fort agréable au palais.

Versez dans un verre d'eau quantité suffisante pour produire un trouble.

La *sublimé* est incontestablement le meilleur comme le plus sûr antiseptique, mais il y a danger à l'employer ; en outre, sa saveur désagréable ne permet pas à beaucoup de personnes de pouvoir facilement l'utiliser. Cependant, pris sous forme de liqueur de Van Swieten il peut rendre de grands services et neutraliser rapidement les organismes infectieux.

Voici la formule d'un gargarisme qui peut être employé

Liqueur de Van Swieten... 250 gram.
Sirop de mûres............ 50
Essence de menthe........ 111 gouttes.

Mêlez. —. Se gargariser d'heure en heure avec ce liquide qu'on aura soin de *ne pas avaler*.

Dans les gingivo-stomatites septiques, M. le Dr Galippe recommande de se laver soigneusement la bouche, trois fois par jour avec une solution de cyanure de mercure à 1/2000e. La quantité de solution employée pour chacun de ces lavages est de 25 c.c., soit 75 c.c, par jour, et chaque lavage mercuriel doit être suivi d'un lavage à l'eau distillée ou à l'eau ordinaire, de façon à écarter toute cause d'intoxication.

Voici encore quelques autres formules que l'on peut employer avec avantage :

Alcool de menthe........ 160 gram.
Acide phénique pur cristal. 200

Quelques gouttes dans un peu d'eau.

Acide phénique........ 0,50 centigr.
— borique........... 15 gram.
Thymol............... 0,25 centigr.
Essence de menthe..... × gouttes.
Teinture d'anis........ 5
Eau .... 500 gram.

Il faut employer cette solution pure ainsi que la suivante qui est particulièrement recommandable :

Phéno-salyl pur........... 4 gram.
Glycérine................. 50
Alcool de menthe......... 40
Eau...................... 1 litre.

On peut encore employer l'alcool salolé à 5 0/0 dont on verse quelques gouttes dans un verre d'eau.

Les lavages de la bouche doivent être faits plusieurs fois par jour, après chaque repas, le matin au réveil et le soir avant le coucher.

C'est pendant la nuit que se produisent le plus activement les fermentations buccales donnant lieu à l'haleine fétide dont on est incommodé.

Alcool à 40° centésim...... 500 gram.
Camphre.................. 10
Acide salicylique......... 20
Benjoin pulv............. 50
Clous de giroflss......... 100
Hypochlorite de chaux..... 50
Essence d'anis............ 20
Glycérine................ 500

On place toutes les substances (excepté, l'hypochlorite et l'essence d'anis) dans un flacon de grande dimension et résistant. On le ferme solidement et on le soumet au bain-marie à 70° pendant 5 heures en agitant de temps à autre.

On fait macérer huit jours et on filtre. On ajoute l'hypochlorite et on soumet à une macération de huit jours. On ajoute enfin l'essence d'anis et on filtre de nouveau. Ce liquide doit être conservé dans de petits flacons de verre bleu ou jaune.

Ce dentifrice parfume et désinfecte la bouche et fortifie les gencives. On l'emploie à la dose de deux cuillerées à café dans un demi-litre d'eau, pour se rincer la bouche plusieurs fois par jour en prolongeant ce lavage. Les dents seront, en outre, frictionnées matin et soir, à l'aide d'une brosse en caoutchouc.

(GUIRLES.)

Les gargarismes fréquents avec une solution de thymol à 0,50 0/9 sont aussi très efficaces dans ce cas.

On se servira aussi avec avantages des préparations suivantes :

Acide phénique	1 gramme.
Acide borique	25 —
Thymol	0,50.
Essence de menthe	20 gouttes.
Teinture d'anis	10 grammes.
Eau	1 litre.

Couper par moitié d'eau.

Thymol	0,30 c.
Sirop de chohléaria	
Alcoolat de mélisse	ää 50 grammes.
Teinture de ratanhia	15 —
Essence de menthe	
— girofle	ää 1 —

(SCHLENCKER.)

Acide borique	20 grammes.
Sublimé	1 centigr.
Essence de menthe	2 gouttes.
Eau	500 grammes.

Eau dentifrice (1)

Ecorce de quillaya......	30 grammes.
Alcool à 8°...........	100 —
Glycérine...........	45 —
Salicylate de soude	5 —
Essence de bergamotte..	5 gouttes.
— wintergreen.	5 —
— girofle......	2 —
Solution de carmin......	q. s. p. c.

On fait macérer la poudre d'écorce de quillaya dans l'alcool et la glycérine; on filtre; on ajoute au liquide filtré les essences dissoutes dans l'alcool; on colore avec le carmin, on agite avec une petite quantité de poudre de talc et on filtre. On ajoute au liquide filtré de l'alcool faible, de façon à avoir 500 c.c. de produit.

Quant aux poudres, bien que je ne sois pas très partisan de leur usage, on pourra cependant employer avec efficacité la suivante, dont la formule est du Dr Legendre.

---

(1) L'Eau de Suez, dénommée vaccine de la bouche, qui ne contient aucun acide, aucune substance métallique ou toxique, est à recommander très sérieusement.

Acide borique finement
pulvérisé .... 2 gr. 50.
Chlorate de potasse ...... 2 grammes.
Poudre de gaïac .... 1 gr. 50.
Craie préparée ....⎫
Carbonate de magnésie⎬aâ 4 grammes.
pulvérisé ....⎭
Essence de menthe .... q. s. pour aromatiser.

On peut encore formuler ainsi :
Salol .... 4 grammes.
Résorcine .... 2 —
Iris pulvérisé .... 40 —
Carbonate de chaux pulvérisé .... 8 —
Essence de mentre ...... X gouttes.

Antiseptie buccale dans les maladies

Si les soins hygiéniques de la bouche sont nécessaires chez l'homme en bonne santé, à *fortiori* sont-ils absolument indispensables chez les malades.

Ce n'est pas seulement dans les fièvres éruptives, dans la fièvre typhoïde, la diphtérie, que l'antiseptie buccale est urgente, elle l'est aussi dans toutes les *maladies infectieuses*, dans les maladies chroniques, diabète, mal de Bright, leucémie, tuberculose, cancer, etc.

On sait que chez les tuberculeux, il y a sans cesse menace d'infections secondaires, qui ne laissent pas que d'aggraver le pronostic ; on peut avancer, sans crainte d'être taxé d'exagération, que tout état morbide aigu ou chronique, nécessite une antiseptie buccale rigoureuse.

Les soins de la bouche doivent être continués pendant la convalescence, surtout dans la diphtérie — l'expérimentation a démontré en effet, que les germes infectieux peuvent conserver plus ou moins longtemps, leur virulence après la guérison, et que les sujets qui en sont porteurs, peuvent ainsi communiquer la terrible maladie à ceux qui les approchent.

Aux personnes qui sont en état de se gargariser, on prescrira les gargarismes suivants :

Borate de soude....	2 à 3 gr. pour 100
L'acide thymique...	25 cgr. pour 1000
L'alcol salolé......	1 cuillerée à café dans un verre d'eau.

Chez les malades adynamiques dont la langue est sèche et comme rôtie, dont les lèvres et les gencives sont recouvertes de fuliginosités, il faut commencer par débarrasser la bouche de ces enduits nuisibles à l'aide de pinceaux, ou mieux d'ouate hydrophile imbibés d'eau de Vichy ou d'eau boratée.

On devra nettoyer les dents avec du jus de

citron, puis on prescrira les grands lavages soit avec l'eau *boriquée saturée* ou l'eau chloratée à 10, pour 1000, soit aussi une solution d'acide thymique au 2000e, de phénosalyl une cuillerée à café pour 1 litre, ou d'acide phénique 10, pour 1000 ; ces lavages doivent être répétés toutes les deux ou trois heures dans le diphtérie et plus ou moins fréquemment pour les autres cas.

Pour les enfants, le Dr Legendre recommande le collutoire suivant :

Acide borique................	1 gram.
Chlorate de potasse.........	75 cgr.
Jus de citron...............	15 gram.
Glycérine	10 —

FIN

Châteauroux. — Imp. P. Langlois et Cie

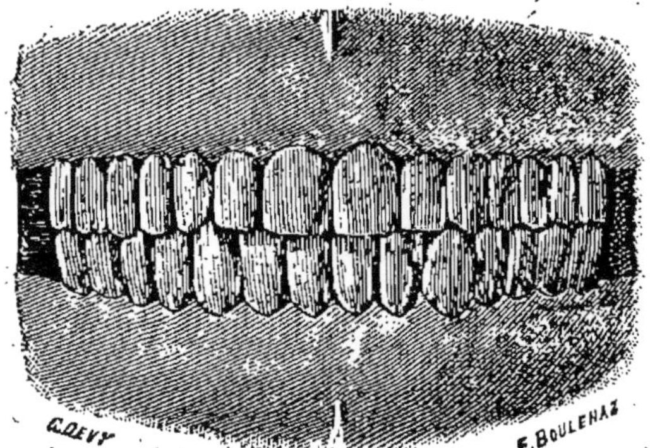

Fig. 1

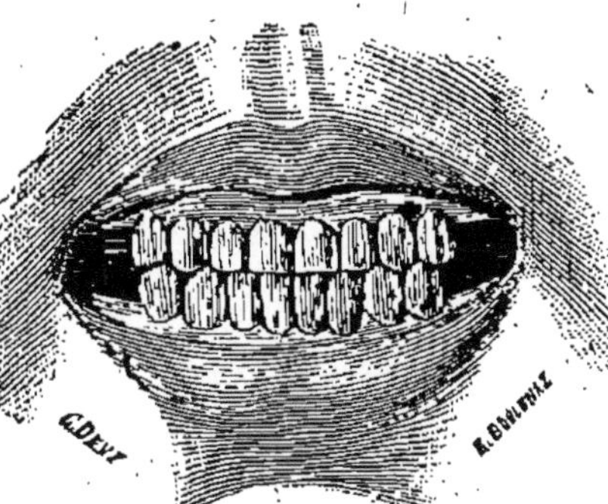

Fig. 3

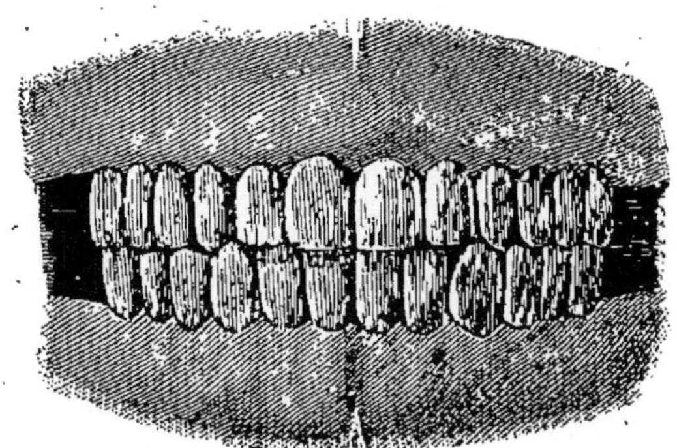

Fig. 2

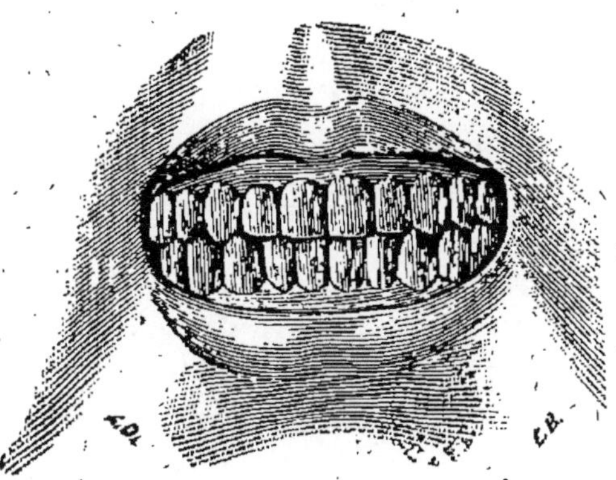

Fig. 4

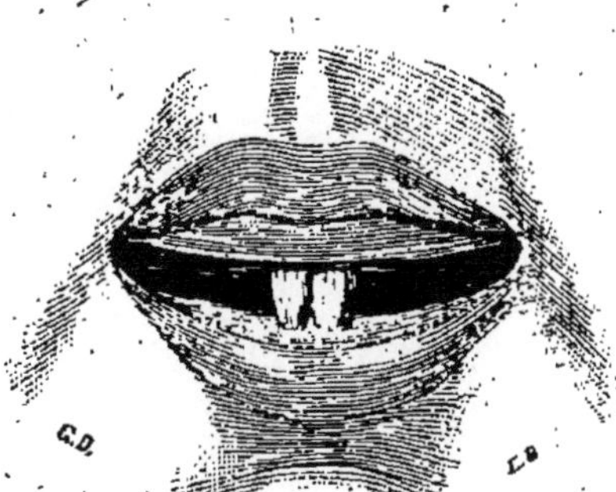

Fig. 5

TABLE DES MATIÈRES

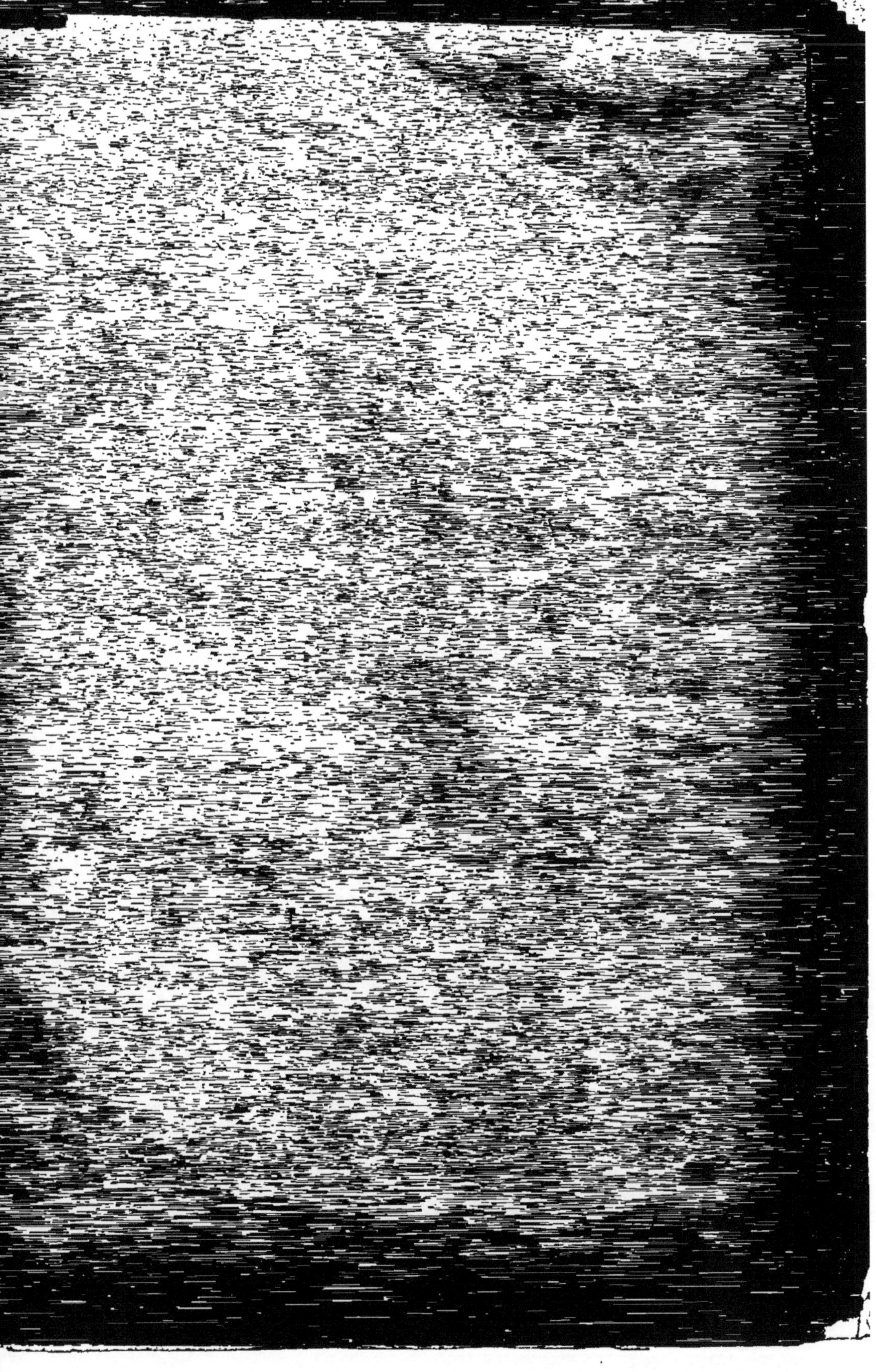

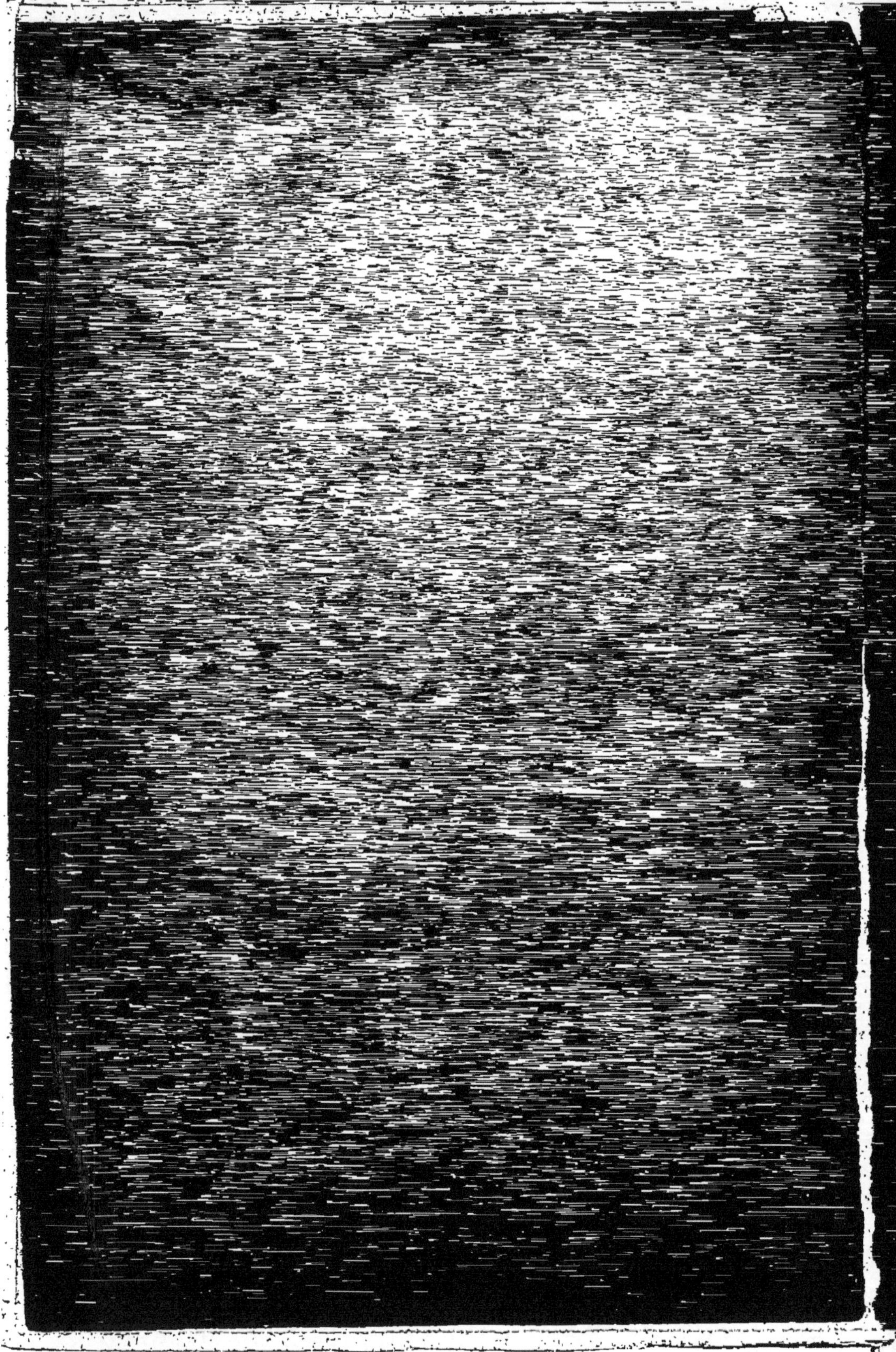

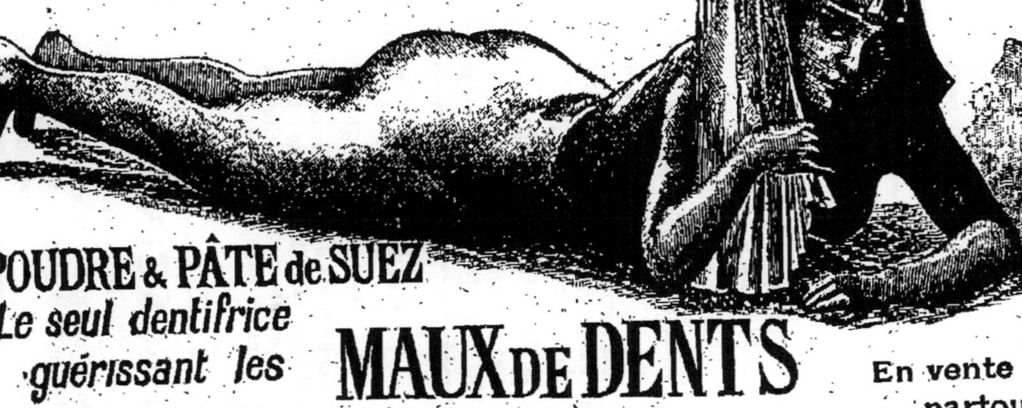

EAU DE SUEZ
Dentifrice antiseptique
Préserve et conserve les DENTS
Vaccine de la bouche
POUDRE & PÂTE de SUEZ
Le seul dentifrice guérissant les MAUX DE DENTS
En vente partout
DÉPÔT: Pharmacie BÉRAL, 14 Rue de la Paix — PARIS —

PASTILLES CHARLARD

Au BI-BORATE DE SOUDE chimiquement pur

Contre les Affections de la Bouche, de la Gorge & du Larynx

DOSE. — *De 2 à 5 pastilles par jour*

Ces pastilles sont absolument utiles aux CHANTEURS et aux ORATEURS pour faciliter et conserver la voix. Avant de parler ou de chanter, pour éviter la fatigue, il suffit d'en prendre deux ou trois.

COCAÏNE BORATÉE VIGIER

CONTRE LES

Maux de Gorge, Aphtes, Stomatites, Gengivites, Inflammations, etc., etc.

DOSE. — *De 2 à 4 pastilles par jour*

Prix de la boîte : **3 fr.**

COMMENT ON DÉFEND

SA BOUCHE

La Lutte pour la Conservation des Dents

Par le Dr Henry LABONNE

LICENCIÉ ÈS SCIENCES, OFFICIER DE L'INSTRUCTION PUBLIQUE

Deux figures dans le texte. Prix .... **1 fr.**

L'auteur de cette nouvelle brochure a entrepris de vulgariser la médecine. Les ouvrages ayant une semblable ambition sont nombreux, mais, peut-être, n'en existe-t-il aucun qui soit à la portée de tous, comme l'est celui de M. le Dr Labonne.

La division en brochure, traitant d'un sujet spécial est heureuse, surtout lorsque chaque opuscule est écrit avec clarté, concision, tout en donnant de précieux et simples conseils sur la façon de protéger notre corps des maladies diverses qui peuvent l'atteindre.

Dans *Comment on défend sa Bouche* le lecteur trouvera des enseignements utiles pour garder une dentition belle et saine, et pour empêcher la continuation de la carie et autres désagréments pouvant comporter les plus dangereuses complications dans l'état général de ceux qui en sont atteints.

Et les remèdes, les soins d'hygiène préconisés par l'auteur, sont bien simples, à la portée de toutes les fortunes, chacun devrait lire et mettre en pratique les enseignements de la brochure que nous signalons. — Journal le « *Genevois* ».   Jacques C.

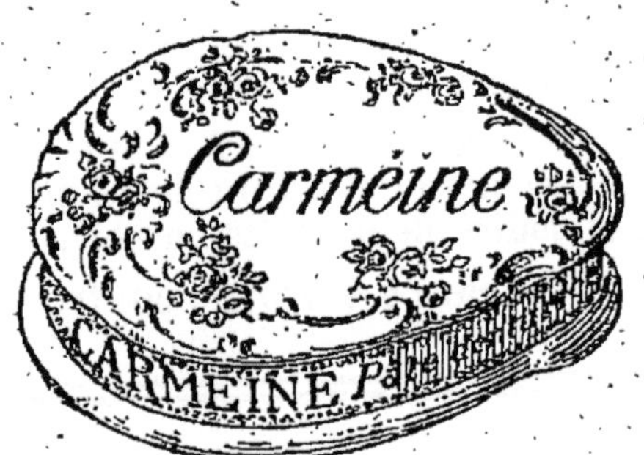

Carméine
CARMÉINE Pâte